Dr Jean-Marie PÉLONI

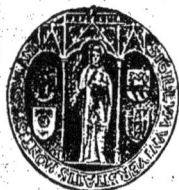

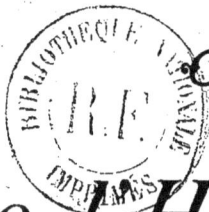

Contribution à l'Étude

des formes rares

e l'Hydrocèle
vaginale commune

et des formes rares

de l'Hydrocèle congénitale

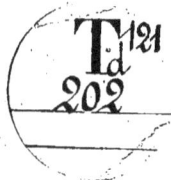

MONTPELLIER

GUSTAVE FIRMIN ET MONTANE.

CONTRIBUTION A L'ÉTUDE

DES FORMES RARES

DE L'HYDROCÈLE VAGINALE

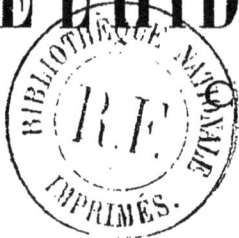

COMMUNE

ET DES FORMES RARES

DE L'HYDROCÈLE CONGÉNITALE

PAR

Jean-Marie PÉLONI

DOCTEUR EN MÉDECINE

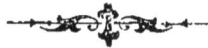

MONTPELLIER

G. FIRMIN ET MONTANE, IMPRIMEURS DE L'UNIVERSITE

Rue Ferdinand-Fabre et Quai du Verdanson

——

1901

PERSONNEL DE LA FACULTÉ

MM. MAIRET (✳) . . . . DOYEN
FORGUE . . . . ASSESSEUR

Professeurs

Hygiène.	MM. BERTIN-SANS (✳).
Clinique médicale	GRASSET (✳).
Clinique chirurgicale.	TEDENAT.
Clinique obstétric. et gynécol	GRYNFELTT.
— — ch. du cours, M. PUECH.	
Thérapeutique et matière médicale. . . .	HAMELIN (✳).
Clinique médicale	CARRIEU.
Clinique des maladies mentales et nerv.	MAIRET (✳).
Physique médicale.	IMBERT
Botanique et hist. nat. méd.	GRANEL.
Clinique chirurgicale.	FORGUE.
Clinique ophtalmologique.	TRUC.
Chimie médicale et Pharmacie	VILLE.
Physiologie.	HEDON.
Histologie	VIALLETON.
Pathologie interne.	DUCAMP.
Anatomie.	GILIS.
Opérations et appareils	ESTOR.
Microbiologie	RODET.
Médecine légale et toxicologie	SARDA.
Clinique des maladies des enfants . . .	BAUMEL.
Anatomie pathologique.	BOSC

Doyen honoraire : M. VIALLETON.
Professeurs honoraires : MM. JAUMES, PAULET (O. ✳).

Chargés de Cours complémentaires

Accouchements.	MM. VALLOIS, agrégé.
Clinique ann. des mal. syphil. et cutanées	BROUSSE, agrégé.
Clinique annexe des mal. des vieillards. .	VIRES, agrégé.
Pathologie externe	IMBERT L., agrégé.
Pathologie générale	RAYMOND, agrégé.

Agrégés en exercice

MM. BROUSSE	MM. PUECH	MM. RAYMOND
RAUZIER	VALLOIS	VIRES
LAPEYRE	MOURET	IMBERT
MOITESSIER	GALAVIELLE	BERTIN-SANS
DE ROUVILLE		

M. H. GOT, *secrétaire.*

Examinateurs de la Thèse

MM. TÉDENAT, *président.*	MM. LAPEYRE, *agrégé.*
PUECH, *agrégé.*	IMBERT (Léon), *agrégé.*

A MES CHERS PARENTS

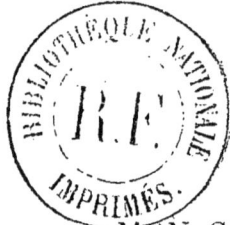

A MON GRAND-ONCLE

Hommage affectueux de reconnaissance.

A TOUS MES AMIS

A MES MAITRES DE L'ÉCOLE D'ALGER

J.-M. PÉLONI.

A MES MAITRES

DE LA FACULTÉ DE MONTPELLIER

A MON PRÉSIDENT DE THÈSE

M. LE PROFESSEUR TÉDENAT

J.-M. PÉLONI.

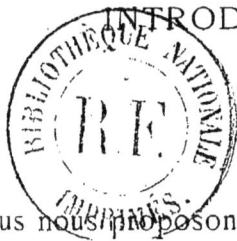

INTRODUCTION ET PLAN

Nous nous proposons d'étudier, dans ces quelques pages, les formes rares de l'hydrocèle vaginale commune et de l'hydrocèle congénitale.

Sur les indications de M. J. Brault, professeur à l'Ecole d'Alger, à qui nous devons l'inspiration de cette thèse, nous avons essayé de rassembler en un seul groupe les diverses modalités rares que peuvent présenter les hydrocèles commune et congénitale. Cette question n'a point été jusqu'ici l'objet d'un travail d'ensemble ; elle nous a paru cependant mériter l'attention et l'étude.

Nous laisserons à dessein de côté tout ce qui a trait à la séméiologie générale et au traitement de l'hydrocèle, sur lequel tant de monographies et de mémoires ont été publiés, pour ne nous occuper que des formes anormales non classiques que cette affection peut revêtir.

Nous avons scindé notre étude en deux parties : l'une réservée aux formes rares de l'hydrocèle vaginale simple ; l'autre aux formes rares de l'hydrocèle congénitale. Ces dernières comportent du reste un moindre développement, car elles sont exceptionnelles.

Chaque partie a été subdivisée en quatre chapitres :

Mais avant d'entrer en matière, qu'il nous soit permis d'exprimer ici notre reconnaissance et toute notre gratitude à M. le docteur Brault, qui nous a éclairé de ses excellents conseils, et qui a bien voulu nous communiquer plusieurs observations, dont deux inédites, d'hydrocèles volumineuses et suppurées.

Que M. le professeur Tédenat veuille bien agréer nos respectueux remerciements pour le très grand honneur qu'il nous a fait en acceptant la présidence de notre thèse.

CONTRIBUTION A L'ÉTUDE

DES FORMES RARES

DE L'HYDROCÈLE VAGINALE COMMUNE

ET DES FORMES RARES

DE L'HYDROCÈLE CONGÉNITALE

PREMIÈRE PARTIE

CHAPITRE PREMIER

DÉFINITION. — CONSTITUTION

Ce mot d'hydrocèle, qui littéralement se traduit par
« tumeur aqueuse », signifie « épanchement de sérosité
dans la tunique vaginale chroniquement enflammée » ;
c'est donc une vaginalite chronique séreuse. L'inflammation chronique, telle est la genèse de l'hydrocèle.

Si la pathogénie en est discutée et diversement inter-
prétée par les auteurs, tous sont d'accord pour reconnaî-
tre là plus grande fréquence de cette affection dans les
pays chauds et humides, en Egypte, au Brésil, dans les
Indes.

M. Brault pense que dans les pays chauds, il faut tenir

compte des irritations répétées des bourses qui retentis-
sent sur la séreuse ; en effet, dans son article sur la chirurgie des bourses, après avoir parlé de l'opinion de Panas,
voici ce qu'il dit : « Chez plusieurs jeunes hommes, des
» soldats, j'ai observé des hydrocèles persistantes qui
» s'étaient établies peu de temps après des orchi-épidi-
» dymites blennorrhagiques plus ou moins répétées ; d'au-
» tre part, il faut retenir que la séreuse vaginale n'est
» qu'un espace lymphatique, et peut, comme les bourses
» séreuses, s'enflammer à la suite d'infections superfi-
» cielles ; malheureusement nous ne connaissons, pas
» plus ici qu'ailleurs, bien exactement le chemin de ces
» connexions lymphatiques profondes. En tout cas, dans
» l'éléphantiasis, qui n'est souvent qu'une lymphangite
» chronique streptococcique, on rencontre fréquemment
» des hydrocèles. »

» Pourquoi les irritations, les infections répétées des
» bourses, ne retentiraient-elles pas aussi sur la séreuse ?
» C'est peut-être là que se trouve en partie l'explication
» de la fréquence beaucoup plus grande de l'hydrocèle
» dans les pays chauds, où les irritations des téguments
» des bourses sont encore plus fréquentes et plus vives
» et où l'hygiène, voire même la simple propreté, font
» totalement défaut. Chez deux nègres du Soudan et
» chez un Zanzibarite, porteurs d'hydrocèles, que j'ai pu
» examiner, le scrotum, sans être atteint à proprement
» parler d'éléphantiasis, était le siège d'un épaississement
» marqué et portait des traces d'éruptions. » (1).

Dans sa forme classique, l'hydrocèle vaginale se présente sous l'aspect d'une tumeur assez régulièrement

---

(1) J. Brault. — *Archives provinciales de chirurgie*, p. 271, 1899.

ovoïde ou légèrement piriforme, à grand axe vertical ou légèrement oblique en avant. Cette tumeur est mate, molle, nettement fluctuante si elle n'est pas trop tendue par le volume du liquide, ferme et élastique quand le liquide est abondant, non réductible, non douloureuse à la palpation. Cette non-réductibilité est un signe précieux qui permet de distinguer l'hydrocèle ordinaire de l'hydrocèle péritonéo-vaginale ou de la hernie inguino-scrotale. Elle est recouverte d'une peau saine, simplement amincie par la distension que lui fait subir le liquide. Elle est, enfin, signe pathognomonique, transparente lorsqu'on l'examine à contre-jour, en plaçant derrière elle une vive lumière.

Le testicule est perdu dans la masse de la tumeur ; on reconnaît bien sa situation par l'examen à la lumière transmise, qui laisse apercevoir un point plus sombre tranchant sur la transparence générale ; il suffit d'ailleurs d'exercer une pression un peu forte sur la tumeur, on détermine une douleur spéciale dite *testiculaire*.

L'examen de la vaginale montre une surface lisse, peu vascularisée, ordinairement assez pâle ; elle est régulièrement distendue par un liquide séreux plus ou moins abondant, plus ou moins coloré. La composition chimique en est toujours identique : c'est un liquide albumineux, se prenant en un coagulum épais sous l'influence de la chaleur ou de l'acide nitrique ; il est analogue en cela aux liquides d'origine inflammatoire, liquide ascitique ou pleurétique.

Il y a donc, dans la tumeur hydrocèle, deux éléments, deux facteurs de constitution à considérer : une enveloppe, le contenant ; un liquide, le contenu.

CHAPITRE II

ANOMALIES DU CONTENANT

Le contenant n'a pas toujours sa forme classique, et la vaginale peut présenter des modifications dans son aspect et sa structure.

La poche, au lieu d'être unique, peut être double et une cavité nouvelle vient se surajouter à la cavité primitive ; cette anomalie est réalisée dans l'hydrocèle de Béraud, dont l'observation est reproduite par tous les classiques. Béraud prétend avoir vu cette forme plusieurs fois, mais personne, depuis l'auteur, ne l'a constatée.

« La vaginale est d'apparence normale, mais en avant
» et en haut s'ouvre un orifice arrondi, qui donne accès
» dans une loge assez grande pour contenir un œuf de
» poule et qui était distendue par 80 grammes de liquide.

» Cette loge constitue une poche superficielle, molle,
» dépressible, fluctuante, transparente, en un mot pré-
» sentant tous les caractères de l'hydrocèle normale; elle
» est évidemment plus grande que la véritable cavité
» vaginale, avec laquelle on pourrait la confondre au pre-
» mier abord... »

Telle est l'hydrocèle de Béraud, forme excessivement rare, mais aujourd'hui parfaitement bien connue ; les auteurs la font rentrer dans le cadre des hydrocèles diverticulaires ; elle est due à la simple distension d'un des diverticules normaux de la vaginale.

La raison pour laquelle cette forme diverticulaire a été peu de fois observée nous semble aisée à comprendre : elle constitue une trouvaille d'autopsie et l'hydrocèle est une affection bénigne dont l'issue est exceptionnellement fatale.

Une deuxième variété, non moins importante que la première, est l'hydrocèle en bissac de Dupuytren. Chélius l'appelle hydrocèle en tablier. Dès 1777, bien avant que Dupuytren ait décrit et étudié l'hydrocèle en bissac, Percival Pott cite une observation qui se rapporte exactement à cette variété.

« En ouvrant le corps, nous dit-il, on trouve la mem-
» brane cellulaire qui enveloppait les vaisseaux sperma-
» tiques dans l'abdomen, chargée d'eau et distendue
» depuis l'origine des susdits vaisseaux jusqu'à l'ouver-
» ture tendineuse du muscle oblique. »

Pott ne va d'ailleurs pas plus loin dans l'étude de cette anomalie, il ne fait que la constater.

En 1834, dans une de ses leçons de clinique chirurgicale, Dupuytren passait en revue les différentes formes de l'hydrocèle, et décrivait ainsi l'une d'elles : « Une tumeur
» étranglée en son milieu et dont les deux parties com-
» muniquent entre elles. »

De nos jours, cette variété a été bien étudiée par Berger, Malgaigne, Kocher et Tillmanns, en Allemagne, Syme et Humphry, en Angleterre ; Lannelongue et Bazy, en

France. Tout récemment, elle a fait l'objet d'une thèse de Buyck (1).

C'est une affection assez rare.

Depuis l'époque où Dupuytren donnait son nom à cette variété d'hydrocèle, on n'en a guère rapporté qu'un nombre très restreint d'observations.

Villeneuve, dans une leçon faite, en 1891, sur l'hydrocèle en bissac, dit avoir pu en réunir à peine 18 observations.

La tumeur aqueuse est ici formée par deux poches bien distinctes, communiquant par une ouverture plus ou moins libre : la poche inférieure est en rapport avec les bourses, poche scrotale ; la poche supérieure siège au pli de l'aine, derrière la paroi abdominale, poche inguinale.

Cette partie supérieure atteint parfois des dimensions colossales ; dans une observation de Rochard, elle remplissait une partie de l'abdomen et remontait en hauteur jusqu'à l'ombilic ; en outre, elle dépassait latéralement la ligne médiane et se perdait en arrière profondément dans la fosse iliaque ; à la ponction, trois litres de liquide furent extraits.

Le prolongement supérieur était encore plus considérable chez le malade de M. Bazy ; il dépassait de beaucoup l'ombilic et la ligne médiane.

Ces cas sont exceptionnels, et l'on en trouve bien peu de relations dans la science.

Les rapports exacts que la collection liquide affecte avec le péritoine constituent une donnée très importante, mais ils sont mal connus ; la conclusion de Bazy doit être vraie jusqu'à nouvel ordre : à savoir qu'on ne doit jamais

---

(1) Buyck. — Quelques remarques sur l'hydrocèle en bissac. — Thèse de Paris, 1897.

s'attaquer au prolongement supérieur de l'hydrocèle en bissac en l'abordant directement à travers la paroi abdominale.

PATHOGÉNIE. — L'hydrocèle en bissac, pour Dupuytren, est « une hydrocèle ordinaire dans laquelle, par suite » d'une accumulation excessive du liquide, la cavité va- » ginale s'est étendue du côté du cordon, remontant plus » ou moins haut dans le canal inguinal ».

La théorie de Dupuytren est aujourd'hui abandonnée ; il est difficile d'admettre que la seule pression du liquide puisse triompher de la pression abdominale. Et, d'ailleurs, les exemples ne sont pas rares d'hydrocèles où la tunique vaginale est distendue à un degré extrême sans que pour cela l'épanchement franchisse jamais par en haut les limites ordinaires de la séreuse testiculaire.

Duplay et Malgaigne estiment que le liquide trouve une cavité toute formée, préexistante, dans laquelle il s'accumule : cette cavité n'est autre que le conduit vagino-péritonéal imparfaitement oblitéré.

Il ne s'agit pas ici d'une communication entre la vaginale et le péritoine, mais simplement d'un vice survenu dans le mode de fermeture du trajet qui reliait les deux séreuses ; en d'autres termes, la séparation s'est bien produite, mais non au niveau habituel ; ordinairement l'oblitération se fait près de l'anneau inguinal interne, quelquefois même plus bas.

L'hydrocèle en bissac est donc liée à un vice de développement de l'appareil testiculaire et on pourrait la considérer comme une forme de l'hydrocèle congénitale ; Pierre Sébileau la range parmi les variétés de l'hydrocèle péritonéo-vaginale, mais l'usage a prévalu d'établir

entre ces deux affections une distinction bien marquée.

Au point de vue clinique, en effet, leur importance est
toute différente ; dans l'une, toute communication avec la
séreuse vaginale et la séreuse péritonéale fait défaut ;
dans l'autre, l'existence de cette communication est le
point caractéristique de son histoire.

Au point de vue du pronostic, l'hydrocèle en bissac est
une affection bénigne ; après avoir atteint un certain
volume, elle reste stationnaire et ne compromet nullement les jours de celui qui en est porteur. Tout au plus
peut-elle gêner par son volume, et quand elle a acquis
un grand développement, déterminer quelques troubles
de compression. Macerven a vu la vessie comprimée ;
Riberi a constaté qu'elle était repoussée du côté opposé ;
Vollbrecht a vu l'hydrocèle remonter jusqu'au rein en
s'infiltrant sous le péritoine. Ce sont là des anomalies
tout à fait exceptionnelles.

Pour Le Dentu et Delbet, trois caractères donnent une
certaine gravité au pronostic de l'hydrocèle de Dupuytren :

1o Elle présente, tout d'abord, d'incontestables diffi-
cultés opératoires ;

2º Elle est ensuite, comme toute vaginalite séreuse,
peut-être plus que toute autre, soumise à l'épaississement et à la vascularisation et, conséquemment, à l'hémorragie possible qui la transformera en une hématocèle.
Les observations de Lister (1) et de Rochard (2) en témoi-
gnent.

---

(1) Lister. — *Gaz. hebd. des Sciences médicales*, t. IV, 1857.
(2) Rochard. — *Union médicale*, t. VII, 1863.

3° Enfin, elle peut suppurer (Fano [1] et Dupuytren [2]).
Voici quelques observations d'hydrocèle en bissac.

Observation Première

Villeneuve. — *Mercredi Médical,* 1891

La malade présentait une hydrocèle droite ; le scrotum
était distendu par une tumeur ovoïde, de la grosseur de
deux poings, fluctuante, et dont la transparence, quoique
peu nette, permet de distinguer le testicule en bas et en
arrière, un peu gros, avec un épididyme volumineux et
dur. Les parois de cette tumeur étaient tendues et résis-
tantes, et en cherchant la fluctuation, on s'aperçut que
cette tumeur se vidait en partie par la pression, et l'on
sentait le liquide refluer, à travers le trajet inguinal,
jusque dans le ventre, où se trouvait l'extrémité supérieure de la poche. De plus on pouvait constater que le
liquide ne se répandait pas uniformément dans la cavité
abdominale, mais allait s'accumuler dans une poche dis-
tincte faisant saillie au-dessus de l'arcade crurale. En
pressant alternativement sur cette poche abdominale et
sur la tumeur scrotale on remplissait à volonté l'une ou
l'autre des deux poches, en percevant nettement le passage du liquide dans le trajet inguinal.

La poche supérieure une fois distendue, faisait un relief
notable et s'étendait en haut à 12 centimètres au-dessus

---

(1) Fano. — Société de chirurgie. 1853.
(2) Dupuytren. — Leçons de clinique chirurgicale, t. III.

de l'arcade. Le toucher rectal révélait dans la fosse ischio-rectale droite, une tumeur molle, liquide.

Le malade s'était aperçu, environ 5 ans auparavant, d'une grosseur dans les parties ; mais n'éprouvant ni fatigue, ni douleur, il avait attendu que la gêne occasionnée par le volume seul de la tumeur le forçât à entrer à l'hôpital.

Observation II

Vollbrecht. — *Archives für Clinic. Chirurgic*, 1895

Homme, 22 ans. Entre à l'hôpital pour tumeur au côté gauche du scrotum, qu'il porte depuis sa seizième année ; il a remarqué qu'elle disparaissait dès qu'il prenait la position horizontale.

A l'examen, grosse tumeur occupant la moitié gauche du scrotum et le côté gauche de la cavité abdominale jusqu'à l'ombilic. Son contenu, évidemment liquide, peut être chassé par simple pression de la tumeur scrotale, et *vise versa,* sans qu'il fût du reste possible de vider complètement cette dernière. Le diagnostic s'imposait : hydrocèle en bissac. La tumeur contenant environ 3 litres de liquide, fut vidée ».

Observation III

Macerven, 1896

A. Hogg..., 23 ans, entre à l'hôpital pour une tumeur dans le côté droit ; elle a l'apparence et la consistance d'une hydrocèle vaginale, transparente, testicule en bas et en arrière.

Le liquide est en communication avec une cavité intra-abdominale, les deux cavités scrotale et abdominale se trouvant réunies par un trajet au niveau du canal inguinal. Le liquide intra-abdominal est situé profondément dans le petit bassin ; on peut s'en rendre compte par le toucher rectal, Il est placé à droite de la vessie, qu'il refoule légèrement à gauche. Le canal inguinal semble diminué de longueur, et l'on peut sentir par le doigt l'orifice interne ; l'ouverture, à ce niveau, a un pouce et demi de diamètre:

L'ouverture du sac faite, on voit le canal inguinal fortement distendu, les parois scrotales sont minces et transparentes.

Observation IV

Bazy. — Reproduite par Buyck, 1896

M..., entre le 10 novembre 1896, dans le service ; porte du côté droit du scrotum une tumeur allongée, cylindrique, bien qu'un peu rétrécie au niveau de l'union du tiers supérieur avec le tiers moyen. Le malade porte cette tumeur depuis plusieurs années. A l'examen, tumeur molle, fluctuante, transparente ; elle présente cette particularité que la cavité n'est pas unique ; il est facile de sentir une portion rétrécie, une sorte de goulot par où passe le liquide. La main comprimant le scrotum, fait bomber la partie supérieure de la tumeur, et inversement.

On fit la cure radicale, et pendant l'opération, on put constater que la cavité était formée de deux parties étranglées réunies par un canal étroit. La poche supérieure

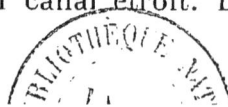

remontait jusqu'au dessus de l'anneau inguinal externe ; celui-ci, quoique libre, était légèrement distendu.

Nous arrivons à une troisième variété, non moins intéressante que les deux précédentes, et qui a été décrite par M. Brault (1) sous le nom *d'hydrocède à double fond*.

M. Brault trouva sur son opéré le testicule serti par un bourrelet membraneux gonflé de liquide et comme enchatonné d'une sorte de collerette godronnée formant bourrelet polykystique.

Observation V
(J. Brault)

L... 24 ans, infirmier, entre au Dey, le 3 septembre 1896, porteur d'une hydrocèle droite de moyen volume, datant d'un an environ.

Antécédents nets. — Une blennorrhagie et une orchi-épididymite en août 1895, pas de goutte militaire ; mais la bourse est restée grosse depuis. C'est la seule affection qu'accuse le malade, doué d'une robuste constitution.

Opération le 7 septembre 1896. Incision couche par couche, ouverture de la vaginale ; après l'écoulement du liquide, j'aperçois une collerette kystique tout autour du testicule. L'hémisphère antérieur de la glande sperma-

---

(1) J. Brault. — Quelques remarques sur la chirurgie des bourses. (*Lyon Médical*, 6 décembre 1896.)

tique semble serti par un bourrelet membraneux gonflé de liquide. Plissement régulier à part, le testicule se trouve là dans un enchâtonnement un peu comparable à celui du cristallin dans le canal godronné de Petit.

J'ouvre la deuxième poche qui se présente à la partie supérieure, pour me permettre une véritable péritomie ; je tombe ainsi dans une arrière-cavité plus grande qu'on ne le croirait d'abord, remplie par un liquide citrin et surtout développée à la région externe, au niveau du cul-de-sac testiculo-épididymaire fortement dilaté.

La moitié postérieure du testicule et de l'épididyme apparaît alors, ne présentant rien d'anormal.

Dissection et résection de la vaginale au-delà de son cloisonnement ; réhabillage du testicule à l'aide de la fibro-crémastérine, suturée par un surjet à la soie. Suture cutanée au crin de Florence. Réunion parfaite. Testicule mobile dans sa nouvelle loge.

Dû probablement à la vaginalite aiguë accusée par le sujet, le processus inflammatoire a déterminé une symphyse complète entre la périphérie du testicule et la vaginale.

Cette observation est très curieuse ; il y a souvent dans les vaginalites aiguës, formation de brides, de cloisons, mais rarement elles atteignent une disposition aussi régulière.

Une dernière variété, qui a été quelquefois signalée, est l'hydrocèle simple doublée extérieurement d'une hématocèle. Celle-ci masque la transparence de l'hydrocèle et seules, la ponction ou l'incision permettent de constater l'existence d'un liquide séreux, indépendant d'un épanchement sanguin extra-vaginal.

Nous en trouvons une intéressante observation publiée par M. Brault (1) et reproduite par Le Dentu et Delbet.

Observation VI

(Brault)

Il s'agissait d'un homme de 22 ans, porteur depuis 8 mois d'une tumeur de la bourse gauche. Les signes, défaut de transparence, tumeur régulièrement dure, étaient pour une hématocèle ; en définitive, l'opération m'apprit que j'étais en présence d'une hydrocèle compliquée d'un épanchement sanguin péri-vaginal. Le malade accusait d'ailleurs assez vaguement, à l'origine, un traumatisme survenu dans le cours d'une séance d'équitation.

Voici par le menu ce que nous trouvâmes :

Après incision des tuniques superficielles, je tombai sur un hématome placé sous la fibreuse. Cet épanchement très ancien, n'était plus représenté que par un épais caillot fibrineux d'un demi-centimètre d'épaisseur. Après décortication, la vaginale fut ouverte et montra qu'il existait, en dessous, une hydrocèle ordinaire de moyen volume.

Nous verrons, plus loin, au chapitre des anomalies de

---

(1) J. Brault. — Quelques remarques sur la chirurgie des bourses. (*Lyon Médical,* 6 décembre 1896.)

la marche de l'hydrocèle, le mécanisme de cet hématome para-vaginal : rupture traumatique de la tunique vaginale et de la tunique fibreuse ; accumulation d'une certaine quantité de sang entre les deux tuniques ; enfin, isolement complet de la collection sanguine, par cicatrisation de la déchirure.

CHAPITRE III

ANOMALIES DU CONTENU

Nous connaissons les caractères du liquide d'hydrocèle;
il fait partie des liquides séreux : sérosité transparente,
jaune citrin ou jaune paille, très fluide, dans laquelle
nagent parfois des flocons albumineux.

Quelquefois il se colore en brun, prend un aspect
micacé, brillant, avec un miroitement tout à fait particulier, dû à la présence de paillettes de cholestérine. Ce fait
s'observe surtout chez les vieillards (Curling) ; il est d'ailleurs exceptionnel ; Méhu n'a le plus souvent trouvé que
des traces de cholestérine à l'examen microscopique ; et
il fait, avec juste raison, remarquer qu'il suffit de quelques centigrammes de cholestérine pour donner un éclat
particulier à 1 litre de liquide séreux.

On trouve des observations curieuses d'hydrocèle gélatineuse ; le liquide, pris en gelée, forme une masse transparente, tremblotante, épaisse et onctueuse, adhérente
aux parois du sac. L'orifice du trocart ne livre passage au
moindre atome de sérosité ; mais la section large du sac
vaginal permet de constater l'existence de masses gélati-
niformes.... Chaumet en rapporte un cas. Lisfranc a
observé deux faits analogues, l'un sur un malade de la
Pitié, l'autre sur un client de la ville.

La pathogénie de ces hydrocèles gélatineuses est loin d'être élucidée ; on a voulu les comparer aux ascites gélatineuses symptomatiques de certains kystes de l'ovaire et faire de la substance colloïde un produit de sécrétion de cellules néoplasiques de la glande testiculaire.

Une autre théorie admet, avec assez de vraisemblance, la formation d'un ferment soluble par suite du long séjour du liquide dans la cavité séreuse ; ce ferment soluble provoque lui-même la coagulation, dans l'intérieur de la cavité vaginale, de la substance fibrinogène que contient toujours ce liquide.

Au lieu du liquide citrin ou jaune paille, transparent et fluide de l'hydrocèle chronique commune, on trouve parfois, dans la tunique vaginale, un épanchement chyliforme, graisseux, comparable au lait de vache ou à une purée de pois avec des gouttelettes grasses, huileuses, nageant à sa surface (Tédenat).

Très rare en Europe, et signalée pour la première fois en France par Vidal (de Cassis) en 1848, cette forme d'hydrocèle est plus fréquente aux Antilles, en Egypte, aux Indes, dans la Chine méridionale ; elle a reçu divers noms, tous très expressifs de l'aspect du liquide : galactocèle (Vidal), chylocèle (Malgalhaes), lymphocèle (Gubler), liporocèle (Kocher). La plupart des auteurs, en France, à l'exemple de Le Dentu, l'appellent hydrocèle laiteuse ou graisseuse.

Vidal de Cassis croyait à un véritable épanchement de lait dans la vaginale et inspirait la thèse de Koller (1) sur

---

(1) Koller. — Thèse de Zurich. 1853.

la sécrétion lactée à la surface des organes génitaux de l'homme.

Cette notion est évidemment fausse et nous connaissons aujourd'hui d'autant mieux la pathogénie de ces épanchements laiteux qu'ils ne sont pas spéciaux à la vaginale et qu'ils peuvent se produire dans d'autres séreuses avec des caractères identiques.

Ce liquide a l'aspect du lait ; il est blanchâtre, opalin ; sa réaction est neutre au tournesol, sa densité varie de 1016 à 1022 ; il renferme de l'albumine, de la fibrine spontanément coagulable et une grande quantité de graisse.

Le microscope y décèle la présence d'un grand nombre de granulations graisseuses, de grosses cellules rondes bourrées de grains adipeux que l'acide osmique colore en noir. Ajoutons-y quelques larges cellules aplaties, isolées ou soudées, provenant de l'endothélium de la vaginale.

Le fait suivant, d'observation facile, permet de distinguer nettement l'hydrocèle laiteuse des divers liquides opalins ou lactescents qu'on peut extraire de la vaginale ou des kystes spermatiques.

Après quelques heures de repos, la graisse forme à la surface une couche de crême plus ou moins épaisse, nageant sur un sérum gris bleuté, où flottent quelques fins grumeaux albumino-fibrineux. Ajoutez de l'éther et agitez, la graisse se dissoudra et le liquide deviendra clair et transparent (Tédenat).

L'étiologie de l'hydrocèle laiteuse est certainement la partie la plus intéressante et la plus difficile de son histoire. Nous allons passer en revue les diverses explications qui en ont été données, et nous verrons que chacune d'elles s'applique à quelques cas, non aux autres. Il faudra donc, à l'exemple de M. Tédenat, que nous avons pris pour guide dans tout ce chapitre, conclure à une étiologie variable.

I. — THÉORIE PARASITAIRE. — *Filariose*

L'hydrocèle graisseuse s'observe assez fréquemment dans l'Inde, la Chine, les Antilles ; elle coïncide souvent avec divers accidents provoqués par la filaire de Wucherer ou filaire nocturne (éléphantiasis des membres inférieurs, du scrotum, varices lymphatiques des bourses, de la face interne des cuisses, chylurie). Dans quelques cas, la filaire a été trouvée dans le contenu laiteux de la vaginale.

Observation VII

Résumée du Docteur Martin (1)

Homme de 22 ans, blanc, né à Mobile, porte une tuméfaction du testicule gauche ; il y a 8 ans, son testicule droit remonta dans le trajet inguinal où il est resté depuis ; il y a 3 ans, tuméfaction progressive de la bourse gauche, qui gêne par son volume.

Le testicule droit atrophié, insensible, est fixé dans la portion moyenne du trajet inguinal ; la bourse gauche, indolore, piriforme, demi-transparente, a la dimension d'une poire de moyen volume.

---

(1) Docteur C. H. Martin. — *Annals of Surgery*, nov. 1888.

A la ponction, on retire 140 grammes de liquide laiteux, alcalin, albumineux. Au microscope, on trouve de
nombreuses granulations graisseuses, des leucocytes,
des cellules épithéliales et des embryons de filaire mobiles. Un mois et demi plus tard, nouvelle ponction, 40 gr.
de liquide laiteux. Sur trois préparations microscopiques, on trouve 14 embryons de filaire.

Troisième ponction en mars 1888.— 30 grammes de
liquide laiteux. Sur trois préparations, on trouve en tout
5 embryons de filaire mobiles, vigoureux, qui restèrent
vivants jusqu'au moment du dessèchement complet des
préparations microscopiques. Le sang fut examiné à plusieurs reprises, le jour comme la nuit, et jamais on n'y
trouva de filaires.

Dans l'observation suivante, on ne trouva pas davan-
tage de filaires dans le sang, mais elles existaient dans le
liquide laiteux de l'hydrocèle.

Observation VIII

Résumée de Davies (1)

Un sujet grec de 32 ans, me consulta au Caire pour une
hydrocèle. La ponction donna issue à deux onces de
liquide semblable à du lait. Au microscope, leucocytes
nombreux, globuleux graisseux et cinq embryons de
filaires.

Le malade avait eu la chaudepisse, mais jamais de

---

(1) Davies. — *British. Medic. Journ.* 1885.

chylurie ou d'hématurie. Jamais de filaires dans le sang.
Guérison après incision aseptique sans récidive après
cinq mois.

Dans le cas suivant, M. Tédenat a constaté la présence
de filaires, à deux reprises, dans le liquide graisseux,
sans pouvoir les trouver dans le sang, bien qu'une ving-
taine de préparations microscopiques aient été faites soit
le jour, soit la nuit.

Observation IX

Résumée de M. Tédenat (1)

R..., 33 ans, né en Egypte, me consulte le 3 juin 1891.
Hydrocèle droite, piriforme, peu transparente. Hydrocèle gauche un peu plus petite.
Le 5 juin, ponction de l'hydrocèle droite. Issue de
200 grammes de liquide laiteux. A l'examen microscopique, on voit de nombreux globules gras, des cellules
arrondies bourrées de granulations graisseuses. Sur une
préparation, quatre filaires ; sur une autre, deux ; sur une
quatrième et une cinquième, pas de filaires. Le liquide
s'étant reproduit, je pratique le 20 juin la résection large
de la vaginale : je trouvai encore deux filaires en tout sur
cinq préparations.

Dans ces diverses observations, la filaire paraît jouer
un rôle pathogénique incontestable. Elle détermine l'épan-

---

(1) Tédenat. — *Nouveau Montpellier Médical*, 1897.

chement laiteux de la vaginale, comme elle le fait ailleurs
(plèvre, péritoine, tissu cellulaire)..

L'histoire naturelle de la filaire est parfaitement connue
depuis les travaux de Wucherer, Lewis, Manson ; les
conditions d'habitat de ce nématode suffisent à expliquer
le mécanisme de son action morbigène.

Le ver existe dans l'eau des marais.

Avalé avec l'eau de boisson, il traverse les parois du
tube digestif, gagne les lymphatiques, surtout ceux de
l'abdomen et des membres inférieurs. Un ou deux vers
suffisent à produire les accidents les plus graves : ceux-ci
dépendent du vaisseau lymphatique où s'est logé le para-
site et de l'obstruction plus ou moins complète qu'il y a
faite, soit par lui-même, soit, et c'est le cas le plus fré-
quent, par ses embryons.

Si un tronc lymphatique est complètement oblitéré,
tous les rameaux qui le constituent vont se dilater en
amont, les ganglions lymphatiques s'engorgeront de lymphe, se scléroseront et deviendront imperméables. Stase
lymphatique, avec dilatations vésiculeuses sur les fins ra-
muscules, sur les réseaux d'origine. Par ces lymphangiectasies vésiculeuses, écoulement de lymphe dans laquelle on trouvera souvent des embryons. Ainsi naissent
l'éléphantiasis du scrotum, des membres inférieurs, les
varices lymphatiques vésiculeuses suintantes. Dans les
séreuses, elles font l'ascite, l'hydrothorax chiliformes ;
dans le rein et la vessie la chylurie ; dans la tunique vaginale, l'hydrocèle laiteuse (Tédenat).

Quelquefois l'oblitération est trop complète pour que
les embryons puissent gagner les vaisseaux sanguins, et
on ne les trouvera pas dans le sang. Par conséquent, la
non-existence d'embryons de filaire dans le sang n'est pas

une preuve de la nature non filariosique d'un ou de plusieurs accidents de la filariose.

L'embryon s'élimine de plusieurs façons : par l'urine
chylurique, par les selles, par les suintements lymphatiques des lymphangiectasies vésiculeuses ; qu'il tombe
dans un milieu convenable, comme les eaux croupissantes,
il se tranformera en un ver adulte.

Un autre mode de transport et d'évolution plus favo-
rable à la dissémination de l'embryon, a été indiqué par
Manson.

Pendant la nuit, les embryons vaguent dans les réseaux
superficiels de la peau ; la femelle de certains moustiques
vient se gorger de sang et aussi de milliers de jeunes
filaires. Alourdie, elle va digérer et pondre au bord des
étangs, des marais. Quelques filaires sont digérées, un
assez grand nombre traversent la paroi du tube digestif,
se logent autour et dans les masses musculaires. s'y dé-
veloppent quelque peu ; puis au bout de quatre ou cinq
jours, quand le moustique, après ponte faite, meurt, les
filaires deviennent libres et continuent leur vie dans l'eau.
Tel est leur cycle évolutif dans ses grandes lignes.

II. — Théorie traumatique

Le traumatisme des bourses agit en produisant une rupture des lymphatiques par laquelle la lymphe coule dans
la vaginale. Les faits cités à l'appui de cette théorie sont
peu nombreux.

Observation X

Kendall (1)

Un homme de 26 ans avait reçu, huit ans avant, un coup sur le testicule qui, peu de temps après, commença à grossir. Deux ans avant son entrée à l'hôpital, la ponction donna issue à un quart de litre de liquide laiteux. Il entra à l'hôpital Saint-Vincent de Sydney le 4 juin 1884. La tumeur, grosse poire, était opaque et de consistance pâteuse. On fit trois ponctions à la distance de 15 jours, retirant chaque fois une grande quantité de liquide laiteux qui, agité avec de l'éther, s'éclaircissait. Une couche crémeuse à la surface.

Un autre cas rapporté au traumatisme est dû à Hashimoto de Tokio (2).

Observation XI

Hashimoto

Homme de 28 ans ; quelques jours après une contusion des bourses, gonflement douloureux. Au bout de quatre ans, grosse hydrocèle laiteuse non transparente, ne contenant pas de filaires.

---

(1) Kendall. — *British medic. Journal*, 1885.
(2) *Archiv. für Klin. chirurg.*, 1885.

III. — Une troisième théorie, défendue par le docteur W.-M. Martin (1), attribue l'hydrocèle laiteuse à une adénite blennorrhagique, indurant les ganglions, les rendant imperméables, d'où naissent les conditions de stase et de lymphangiectasie.

A cette théorie, il suffit d'opposer, pour la réfuter, la très grande rareté de cette lésion par rapport à la fréquence extrême de la chaudepisse.

On a attribué l'hydrocèle laiteuse à la dégénérescence du liquide d'une hydrocèle ordinaire (Klebs) ou à une transformation graisseuse de l'endothélium de la vaginale (Pearce Gould).

Citons, pour mémoire, la théorie de Guéneau de Mussy, reproduite par Veil (2) dans sa thèse inaugurale. Guéneau de Mussy n'admet pas l'origine lymphatique des épanchements graisseux et les regarde comme le résultat d'une transformation granulo-graisseuse d'un ancien épanchement purulent.

Nombre d'observations publiées par Veil, Debove, Letulle (3), semblent prouver la réalité du fait. Mais la théorie de Guéneau de Mussy, souvent vraie pour les épanchements chyliformes en général, est en défaut quand il s'agit de l'hydrocèle laiteuse.

---

(1) *Annals of Surgery*, 1888.

(2) Veil. — Pathogénie des ascites chyliformes. Thèse Paris, 1882.

(3) Letulle. — Note sur un cas d'épanchement chyliforme du péritoine chez un enfant de 8 ans. (*Revue médecine*, 1884.)

De cet exposé, nous pouvons conclure à la multiplicité des causes de l'hydrocèle graisseuse. Ordinairement elle dépend d'une stase avec ou sans varicosités des vaisseaux lymphatiques, stase due à l'oblitération complète ou incomplète des vaisseaux et des ganglions. L'agent d'oblitération est le plus souvent fourni par la filaire (œufs, embryons, animal adulte).

D'autres fois, une inflammation banale du testicule, ou la dégénérescence de l'endothélium de la vaginale sont des agents possibles de production de graisse et globules graisseux.

Le liquide de l'hydrocèle ne renferme généralement aucun élément figuré ; c'est à peine si l'on y trouve quelques cellules endothéliales, des hématies et des leucocytes.

Le nombre des hématies peut s'accroître d'une façon sensible, et donner au liquide une teinte rosée, voire rouge, brune ou noirâtre ; ce phénomène s'explique par la rupture de quelque vaisseau de la paroi.

Fait plus remarquable, le liquide peut renfermer des spermatozoïdes. Reclus (1) signale une observation de Curling, où « chez un homme mort à l'hôpital de Lon-
» dres, une des tuniques vaginales contenait 75 grammes
» d'un liquide opalin où nageaient quelques spermato-
» zoïdes. Trois petits kystes étaient accolés à l'épididyme,
» et en ce point on voyait un quatrième kyste, déchiré
» probablement lors d'un traumatisme subi pendant la
» vie ; c'est de cette cavité que s'étaient échappés les
» animalcules ».

---

(1) Reclus. — *Traité de chirurgie*. Organes génitaux.

Reverdin, Lüschka et Krause en ont également observé des cas. Brault en a publié une observation reproduite dans la thèse de Buyck.

Observation XII
Brault. — Résumée.

Jeune soldat de 21 ans. — Hydrocèle droite classique, moyen volume, transparence parfaite. — Testicule en bas et en arrière.

Opération. — Anesthésie à la cocaïne.

Evacuation du liquide qui est lactescent et contient une quantité considérable de spermatozoïdes vivants.

La présence de spermatozoïdes dans la vaginale s'explique, soit par la rupture d'un kyste spermatique, soit par une communication anormale entre la cavité vaginale et un *vas aberrans* de l'épididyme.

On a signalé aussi dans l'intérieur de la cavité vaginale la présence de kystes adhérents à la tunique ou indépendants.

Kraske a vu dans un cas la séreuse distendue par un épanchement modéré, où, en avant même de la vaginale, attenant à elle et sous l'enveloppe scrotale, se pressaient une trentaine de poches juxtaposées, remplies d'une sérosité transparente.

Cramer et Lesser citent des observations à peu près semblables.

Steinthal (1) donne deux observations, où, la vaginale

---

(1) Steinthal. — *Centralblatt für chirurgie*, 10 octobre 1885.

incisée, il découvrit dans le fond une masse composée de plusieurs petits kystes, dont les plus gros avaient le volume d'un noyau de cerise ; ils renfermaient un liquide clair et blanchâtre ; ils étaient formés d'une couche d'endothélium très fin, appliqué sur un tissu connectif vasculaire.

On découvre quelquefois dans la cavité vaginale, des corps cartilagineux, sessiles ou pédiculés, rattachés à la vaginale pariétale ou indépendants.

Observation XIII
Gouffier. — Thèse Paris 1898

Pierre Gil..., 63 ans. Entre salle Civiale le 16 février 1896 pour hydrocèle double.

Le 20 février, double cure radicale ; à gauche, on découvre un corps étranger, gros comme une bille et paraissant cartilagineux.

Observation XIV
(Gouffier).

Rig..., Félix, 44 ans. Entre salle Civiale le 21 décembre 1896, pour hydrocèle droite.

Le 12 janvier, cure radicale ; vaginale, pariétale, réséquée, très épaissie ; dans la cavité, on trouve un gros corps étranger cartilagineux.

Plus souvent, la vaginale est tapissée de néo-membranes plus ou moins épaisses, constituant déjà un commencement de vaginalite plastique. Aujourd'hui, au cours des cures larges, on peut voir tous les intermédiaires entre l'hydrocèle et l'hématocèle (Brault).

Observation XV

(Brault).

Hydrocèle gauche, moyenne, nettement classique. Cure radicale le 11 juillet 1895. Liquide clair, citrin ; la vaginale pariétale et la vaginale testiculaire sont recouvertes de néo-membranes. Résection de la vaginale, épluchage du testicule ; la néo-membrane, couleur lie de vin qui le recouvre, s'enlève comme une pelure de pêche.

Ces fausses membranes peuvent être assez épaisses et assez développées pour simuler une tumeur ; nous en trouvons un exemple dans l'observation suivante, rapportée par Monod et Terrillon.

Observation XVI

(Monod et Terrillon).

Homme de 43 ans ; porteur d'une hydrocèle qui, plusieurs fois traitée par la ponction et l'injection iodée, récidivait constamment. On décide la castration.

Après avoir ouvert la cavité qui renfermait un peu de liquide citrin, on constate que le testicule et l'épididyme non dégénérés se trouvent en dehors de la poche ; ils sont cachés sous une masse de tissu fibreux, ayant l'aspect d'une tumeur ; cette masse n'était, en réalité, que la vaginale épaissie et enflammée.

Ce tissu fibreux, de formation nouvelle, peut subir la dégénérescence calcaire, et donner naissance à de véritables coques pierreuses qui enveloppent parfois le testicule. Ce cas est rare.

Cohn (1) a publié un fait, plus exceptionnel encore, et probablement unique dans la science, d'ossification véritable de la vaginale, recueilli dans le service du docteur Blasius.

En outre des épaississements, des blindages, on peut voir des brides affectant des dispositions curieuses, rappelant les piliers du cœur (Brault).

Dans certaines circonstances, la quantité du liquide de l'hydrocèle peut prendre des proportions considérables et constituer une anomalie. Le volume du contenu est infiniment variable : certains malades, très attentifs à leur santé, vont consulter le chirurgien à la moindre alerte et réclament son intervention lorsque la tumeur dépasse à peine la dimension d'un testicule normal; d'autres, insouciants ou pusillanimes, se refusent à tout examen et à toute opération avant qu'elle ait atteint des proportions vraiment colossales.

Tels sont les cas où l'hydrocèle, débordant en haut le pli de l'aine, descend en bas jusqu'à mi-cuisse et fait d'avant en arrière une saillie proportionnée à sa hauteur.

La peau des bourses, essentiellement élastique, se prête singulièrement à cet énorme développement; le testicule opposé, refoulé de côté et en arrière, passerait facilement

---

(1) Cohn. — *Orchidomeningitis ossifficans.* Dissert. inaug. Halle, 1863.

inaperçu si on ne le recherchait avec beaucoup d'attention. La peau du pénis est elle-même entraînée et contribue pour sa part à former l'enveloppe cutanée de l'hydrocèle. Le pénis, réduit à sa portion préputiale, n'apparaît plus que comme un bourrelet arrondi, s'élevant à peine au-dessus des portions voisines.

Ces vastes hydrocèles sont plus fréquentes dans les pays chauds, où les sujets ont recours de moins bonne heure à l'intervention chirurgicale. Déjà, en Algérie, on les observe souvent, surtout chez les israélites. (Brault) (1).

---

(1) Voir, d'ailleurs, plus loin, les dimensions de deux hydrocèles suppurées observées par M. Brault.

CHAPITRE IV

ANOMALIES DUES A LA MARCHE DE L'AFFECTION

La marche habituelle de l'hydrocèle est lente et progressive; il faut ordinairement plusieurs mois au liquide avant d'acquérir un volume appréciable; des périodes de repos alternent avec des périodes de développement plus ou moins actif.

Etant donné ces allures classiques de l'hydrocèle, nous pouvons signaler comme un fait rare le développement rapide de l'hydrocèle. La cause n'en est pas facile à expliquer, et l'on ne voit pas bien pourquoi, après avoir marché pendant longtemps d'une façon presque insensible, le mal se met tout à coup à faire des progrès très rapides.

Un accident qui n'est précisément pas très rare consiste dans la rupture de la vaginale. Bertrandi, P. Pott, J.-L. Petit, Dupuytren, Boyer, en ont cité des exemples; il a été bien étudié par Velpeau, par Reverdin et surtout par Saint-Martin (1), qui en a fait le sujet de sa thèse inaugurale.

_____

(1) Saint-Martin.— *De la rupture de la vaginale dans l'hydrocèle.* Thèse de Paris, 1883,

La déchirure est parfois spontanée ; ainsi en fut-il pour le malade que Velpeau devait ponctionner. Reverdin rapporte l'observation d'un terrassier qui, assis sur une chaise, ressentit tout à coup une piqûre très vive dans le scrotum; celui-ci s'affaissa, puis gonfla et devint bleuâtre.

Un vieillard, observé par Mayor, de Genève, se couche le soir avec une hydrocèle volumineuse, et voit, le matin, ses bourses ecchymosées.

Parfois on note quelque cause insignifiante : les efforts de défécation, d'un accès de toux (Sabatier), un accès de colère (Lallemand); l'action de monter dans son lit (Peyrot) ou de rouler un tonneau (Pelletan), peuvent suffire.

Puis, viennent les violences extérieures nettes : un coup de pied dans les bourses, ainsi que Petit, Cooper, Béraud et Velpeau en donnent des exemples.

Enfin, le traumatisme peut être voulu, et Serre racontait à sa clinique l'histoire d'un individu qui, par une compression énergique des bourses, provoquait l'éclatement d'une hydrocèle récidivante ; cet homme avait souvent recours à cette cure palliative.

Burdet (1), dans une thèse récente, a fait remarquer que les tuniques vaginales qui se rompent dans le cours d'une hydrocèle, offrent toujours des lésions très accentuées : épaississements notables, plaques calcaires, plaques de dégénérescence graisseuse, points dégénérés dus à la pachyvaginalite atrophique ; ces lésions correspondent à des points de moindre résistance et deviennent ainsi la véritable cause des ruptures de la séreuse ; le

_____

(1) F. Burdet. — Des ruptures de la vaginale dans l'hydrocèle. Thèse de Lyon, 1896.

traumatisme, l'effort, ne sont que des causes occasion-
nelles.

La séreuse se rompt en son point le plus faible ; mais
le siège de la déchirure est variable : dans trois observations de Poncet, le siège fut une fois à la partie postéro-
inférieure, une fois à la partie postéro-supérieure, et une
troisième fois à la partie antéro-inférieure de la séreuse.

Cliniquement, la rupture de la vaginale se traduit par
des phénomènes douloureux brusques ; les autres symptômes varient suivant que la fibreuse a ou n'a pas éclaté
en même temps que la vaginale.

La tunique fibreuse est-elle rompue? Le liquide s'insinue dans le tissu cellulaire des bourses, puis, du périnée,
du pénis, des aines et de la paroi abdominale ; il se produit
là, en somme, une véritable infiltration séreuse analogue
comme siège, sinon comme symptomatologie, aux infil-
trations d'urine provenant de la rupture de l'urèthre
antérieur. Du sang se mêle à la sérosité et teinte les téguments. La résolution se fait ordinairement en quelques
jours ; la fissure vagino-fibreuse se cicatrise et la sérosité
se reforme dans la poche vaginale.

Au contraire, la fibreuse est-elle intacte? Deux choses
peuvent se produire : ou bien la sérosité reste dans la
cavité vaginale et se mêle au sang qui provient des lèvres
de la déchirure ; nous avons alors une hydro-hématocèle.
Ou bien, une curieuse lésion intervient : une partie du
liquide et du sang s'accumule entre la vaginale et la
fibreuse, formant là une collection qui sera complètement
isolée par la cicatrisation ultérieure de la déchirure. C'est
l'hématome para-vaginal observé par Brault. (Observation VI.)

Reverdin (1) l'avait étudié déjà et Raffray (2) en avait signalé un cas, accompagné, sans doute, par fissure de la fibreuse, d'une ecchymose scrotale.

Observation XVII

(Cooper)

On amena à l'hôpital de Guy un homme qui portait une hydrocèle ancienne, sur laquelle il avait reçu un coup violent qui détermina une contusion du scrotum et une augmentation soudaine dans le volume de la tumeur. La distension déterminant une vive douleur, je pratiquai immédiatement une incision qui donna issue à une grande quantité d'eau et de sang coagulé. La tunique examinée intérieurement au moyen de cette incision, présenta une déchirure longue de un à deux pouces et recouverte par un caillot.

Observation XVIII

Résumée. — J. L. Petit (3).

Un cavalier du régiment des cuirassiers ayant une hydrocèle, reçut un coup de pied de cheval sur le scrotum. Les eaux et le sang des vaisseaux ouverts, épanchés en-

---

(1) Jacques Reverdin. — De l'hydro-hématocèle par rupture de la tunique vaginale.(*Annales des mal. des org. génit. urin.* Juin, 1883)

(2) Hydro-hématocèle. (*Bulletin de la Société anatom.* Janvier, 1894.)

(3) J. L. Petit. — *Traité des maladies chirurgicales et des opérations qui leur conviennent.* Paris, 1799.

semble, s'étaient infiltrés dans tout le tissu cellulaire du
scrotum et de la verge. En peu de temps, l'ecchymose
s'étendit fort avant sous la peau des cuisses et du ventre,
et la douleur, suite du coup, était considérable ; applica-
tion de compresses trempées dans de l'eau tiède animée
d'eau-de-vie ; après de nombreuses saignées, la douleur
diminua ; mais quatre jours après, il survint inflammation
et fièvre, ce qui m'obligea d'ouvrir le scrotum, il sortit
peu de caillots, mais une grande quantité de sang fluide
délayé par l'eau de l'hydrocèle ; je trouvai difficilement
l'ouverture par où les eaux s'étaient écoulées, car elle
n'était pas considérable, et, de plus, elle était presque
bouchée par un caillot.

Dans ces deux observations, la déchirure a été produite
par un traumatisme violent ; ce mécanisme est celui qu'on
observe le plus fréquemment.

Les deux observations suivantes nous montrent qu'un
effort violent peut suffire à déterminer la rupture.

Observation XIX

Résumée. — De Huguier (1)

Hydrocèle datant de six ans... A la suite d'un effort
violent, douleur vive dans le scrotum, s'irradiant dans la
région lombaire. La tumeur acquiert vite le volume d'une
tête de fœtus à terme ; une large ecchymose couvre les
bourses et la verge, réduite à un volume infime. La tumeur,

---

(1) *Union médicale*, t. VII. Paris, 1860.

tendue, rénitente, se prolonge à travers le canal inguinal jusque dans l'abdomen, représentant assez bien une calebasse. Ponction, compresses résolutives, électropuncture, injection vineuse, etc. Pas d'intervention sanglante ; donc, pas de constatations anatomiques suffisantes ; cependant l'histoire est celle d'une rupture de la vaginale avec production d'hématocèle périvaginale funiculaire prolongée jusque dans le tissu cellulaire souspéritonéal.

Observation XX

Résumée. — De Rochart, de Brest (1)

Un homme, journalier au port, 51 ans, porteur d'une hydrocèle depuis huit ans. A la suite d'un effort violent, il ressent une douleur vive à la partie supérieure du scrotum. La tumeur augmente de volume et remonte de proche en proche jusqu'à l'abdomen. La tumeur ovoïde du scrotum descend jusqu'au genou, n'est pas transparente ni tout à fait lisse. Le toucher distingue nettement, dans l'épaisseur de la tunique vaginale, des plaques étendues offrant la résistance du tissu osseux.

Il s'agissait, évidemment, d'une collection de liquide primitivement développée dans la cavité vaginale et qui, gênée dans son expansion par la résistance que lui offrait cette membrane épaissie, avait rompu la vaginale et fait irruption dans le tissu périvaginal et le tissu cellulaire du cordon.

---

(1) *Union médicale*, 1860.

Gosselin a signalé un cas d' inflammation aiguë de la tunique vaginale; c'est là un fait exceptionnel; elle survient habituellement sans cause appréciable, ou bien, à la suite d'un traumatisme; elle ne s'observe que chez les vieillards et les diathésiques, et se révèle par des douleurs très vives, un accroissement rapide de la tumeur et de la température.

L'inflammation peut être subaiguë et ne donner lieu qu'à des phénomènes douloureux sans réaction générale.

L'inflammation active la production de fausses membranes, qui se forment en couches plus ou moins épaisses et constituent une difficulté opératoire des plus sérieuses; elles peuvent devenir à leur tour le point de départ d'une hématocèle.

Enfin, conséquence plus grave, l'inflammation peut aboutir à la suppuration. Smith (1) et Hülke (2) ont vu cet accident survenir chez deux vieillards, l'un de 60 ans, l'autre de 70 ans.

L'hydrocèle suppurée s'observe au cours et au décours de certaines maladies infectieuses graves, dans les inoculations directes de la séreuse, chez les vieux prostatiques usés et affaiblis.

Les accidents généraux sont habituels : on constate une fièvre à exaspération vespérale, des frissons, des sueurs, des troubles gastro-intestinaux; la langue, d'abord saburrale, devient rôtie; des symptômes adynamiques surviennent qui annoncent une terminaison fatale.

---

(1) Smith. — *Medical Times and Gaz.*, 30 mars 1867.
(2) *Britan. med. Journal*, 1er juin 1872.

Voici deux observations d'hydrocèles suppurées que M. Brault a bien voulu nous communiquer.

Observation XXI

Dr Brault. — Inédite

M. L..., israélite, négociant à Bab-el-Oued, âgé de 55 ans, auprès duquel je suis appelé en consultation par le docteur Machtou, le 19 novembre 1899, est un homme usé portant beaucoup plus que son âge ; il présente du côté droit une tumeur des bourses volumineuse ; elle descend jusqu'à mi-genou et a la grosseur d'une tête d'adulte.

Le malade a d'abord eu une hydrocèle droite qu'il a traînée pendant plusieurs années ; elle a été ponctionnée deux fois et a reparu.

Il y a onze mois environ, la tumeur s'est amincie à sa partie antérieure, et il s'est formé depuis un trajet fistuleux par où s'échappe du pus fétide.

A l'exploration du stylet, ce trajet est très irrégulier, mais notre diagnostic est certain : il s'agit d'une hydrocèle suppurée.

L'état général du sujet est mauvais, il y a de la fièvre hectique.

L'opération, pratiquée le lendemain, 20 novembre, confirme le diagnostic ; les parois de la pachyvaginalite purulente sont très épaisses. J'ouvre largement, et, après décortication, je résèque le plus possible de la poche. Lavage et large drainage. A part une petite fusée, vite tarie, à la partie inférieure de l'incision, pas d'autre incident.

Le malade, très affaibli par sa suppuration prolongée, reprend ses forces. La poche se déterge et granule; la guérison survient en trois mois environ.

M. Brault a revu le malade ces temps derniers, la guérison s'est maintenue définitive.

Observation XXII

Inédite. — Docteur J. Brault

B..., israélite, âgé de 80 ans, habitant Alger, a présenté, il y a quelques semaines, des symptômes d'infection : fièvre, troubles digestifs divers ; il est depuis longtemps porteur d'une hernie inguinale double volumineuse et d'une hydrocèle droite véritablement monstrueuse.

Au cours des symptômes généraux que nous avons relatés, les bourses ont rougi, et au moment où je suis appelé par le docteur Machtou, médecin de la famille, on remarque une certaine desquamation furfuracée, dernier vestige de cet érythème.

Le diagnostic d'hydrocèle suppurée est nettement posé.

L'état du malade, très affaibli, est alarmant; je l'opère le jour même, 12 novembre 1900, avec l'aide des docteurs Curtillet et Machtou.

Cinq à six litres d'un pus fétide, rappelant l'odeur des abcès voisins du tube digestif, s'échappent de cette tumeur, qui descend jusqu'à mi-jambe. Les parois sont moins épaisses que dans le cas précédent; je ne fais pas de résection ; mais j'ouvre largement en dehors et sur une étendue de 15 centimètres environ. Vers le haut, l'incision est faite avec précaution et s'arrête aux confins de la hernie, qui descend beaucoup en avant.

L'hémostase est rendue laborieuse en raison des gros sinus veineux qui rampent sur la tumeur.

Nombreuses ligatures, large drainage et tamponnement après cautérisation de la vaste poche au phéno-salyl.

Soins consécutifs; grands lavages, pansements fréquents; suites relativement simples, guérison en deux mois et demi. A la fin de janvier 1901, le malade est complètement rétabli.

Pour M. Brault, la genèse de la suppuration dans la première observation s'expliquerait soit par une rupture spontanée ou provoquée avec trajet fistuleux infecté, soit par une infection légère à la suite d'une ponction mal faite (1).

Dans la seconde observation, M. Brault ne peut se défendre de penser à une infection venue de l'extérieur, probablement érysipèle des bourses.

----

(1) En Algérie, il est des empiriques espagnols qui soignent l'hydrocèle principalement par des massages intempestifs. — (J. Brault).

DEUXIÈME PARTIE

CHAPITRE PREMIER

DÉFINITION. — CONSTITUTION

L'hydrocèle congénitale se distingue de l'hydrocèle ordinaire par ce point caractéristique que l'épanchement contenu dans la vaginale demeure, grâce à la non-oblitération du conduit vagino-péritonéal, en communication directe avec la séreuse péritonéale.

Le canal vagino-péritonéal fait communiquer l'une avec l'autre les deux cavités vaginale et péritonéale ; chez la plupart des sujets, il s'oblitère après la naissance, par adhérence, par fusion de ses parois ; et à la fin du premier mois, quelquefois plus tôt, quelquefois plus tard, la poche vaginale, désormais close, perd toute communication avec le péritoine.

Dans certains cas, l'oblitération ne se fait pas, ou s'opère d'une façon incomplète ; l'anomalie reproduit alors chez l'homme une disposition qui est normale dans la série animale.

4

Ainsi se forment les hydrocèles congénitales.

Le mot *congénital* semblerait indiquer que l'affection existe à la naissance, ce qui n'est point ; nous savons, en effet, qu'elle peut apparaître après la naissance et même à tout âge.

Aussi doit-on substituer à cette dénomination, hydrocèle congénitale, qui est mauvaise, celle plus juste d'hydrocèle péritonéo-vaginale.

C'est une affection assez rare ; on a remarqué que les sujets qu'elle frappe sont souvent débiles, malingres et chétifs. Elle siège, le plus souvent, d'un seul côté et de préférence à droite.

Une question ici se pose et les auteurs y ont répondu de différentes façons.

D'où vient le liquide, ou, si l'on veut, quelle est la séreuse malade, et en quoi consiste cette lésion ?

Est-ce la vaginale irritée qui produit l'hydrocèle ? et le liquide qu'elle engendre distend-il ensuite le canal vagino-péritonéal pour remonter dans l'abdomen ?

Ou bien ne s'agit-il pas plutôt d'un épanchement né dans le péritoine et descendu secondairement dans les bourses, sous l'influence de la pesanteur ?

La première hypothèse a été soutenue par Labat (1) ; cet auteur nie toute participation du péritoine à la formation du liquide de l'hydrocèle : la péritonite, dit-il, nécessaire en pareil cas, engendrerait du pus et non du liquide séreux. Cet argument est nul.

L'origine péritonéale du liquide de l'hydrocèle congé-

---

(1) Labat. — De l'hydrocèle congénitale ; son étiologie ; son traitement par les injections d'alcool. — Thèse Paris, 1877.

nitale est aujourd'hui parfaitement admise. J.-L. Faure et Verneuil en sont partisans ; l'hydrocèle péritonéo-vaginale serait, pour eux, fonction de péritonite chronique, et dans la presque totalité des cas, de péritonite tuberculeuse. L'affection ne s'observe-t-elle pas, en effet, presque exclusivement chez des sujets malingres, chétifs, en puissance de diathèse ? (J.-L. Faure).

Lorain et Letulle ont observé un épanchement purulent de la vaginale à la suite d'une péritonite puerpérale.

Phocas a vu trois fois une ascite et deux fois une péritonite tuberculeuse co-exister avec une distension du scrotum.

J.-L. Faure cite deux observations de Southam et Harrisson, qui ont guéri chacun une hydrocèle en sectionnant le canal séreux entre deux ligatures ; l'orifice péritonéal étant oblitéré, la source s'est trouvée tarie.

L'hydrocèle péritonéo-vaginale dépasse rarement le volume d'un œuf de poule ; elle est piriforme, comme l'hydrocèle acquise, mais sa limite sépérieure est mal délimitée, indécise. Elle est transparente, à parois minces, molle, dépressible, quand la communication vagino-péritonéale est large et que la fuite du liquide sous la pression s'exerce facilement ; fluctuante, quand la sérosité a une certaine tension, la tumeur devient rénitente, quand le défilé se rétrécit entre le péritoine et la vaginale et que la tension augmente.

Plus volumineuse le soir que le matin, la tumeur s'atténue, disparaît même après un repos prolongé dans le décubitus horizontal.

Elle est réductible ; la réduction est facile, quand le

canal est large, uniformément calibré, difficile et lente
quand le défilé est étroit, impossible, quelquefois, si une
valvule mal dirigée et formant soupape, ou bien le testicule ectopié, ainsi que l'a observé Cloquet, se constituent
en barrages.

CHAPITRE II

ANOMALIES DU CONTENANT

L'hydrocèle péritonéo-vaginale proprement dite est caractérisée par le défaut d'oblitération du canal vagino-péritonéal ; cette disposition, normale dans les premiers temps de la naissance, a persisté pendant l'âge adulte, la communication est restée complète entre la vaginale et le péritoine ; suivant les cas, le canal reliant les deux séreuses est court, large, régulièrement calibré — ce qui est l'exception — ou bien il est long, étroit, alternativement dilaté et rétréci, ainsi que Ramonède l'a décrit (1).

Disons-le tout de suite, cette hydrocèle péritonéo-vaginale pure est très rare chez l'adulte, exceptionnelle chez les vieillards : le plus souvent, le travail d'adhérence, de fusion des parois du canal vagino-péritonéal a été ébauché, parfois même complété, l'oblitération s'est faite, mais non à son niveau habituel et nous restons dans le cadre des hydrocèles congénitales.

---

(1) Ramonède. — Le canal péritonéo-vaginal et la hernie périto-néo-vaginale étranglée chez l'adulte. — Thèse, Paris 1883.

Jules Cloquet a fait une bonne classification des diverses variétés d'oblitération nulle ou incomplète (1).

Dans une première hypothèse, l'oblitération se produit en bas, près du testicule ; le canal reste perméable en haut près du péritoine. Tantôt le canal dépasse l'orifice extérieur du canal inguinal ; quelquefois au contraire, il reste enfermé dans l'intérieur de ce canal (Ramonède).

Nous avons affaire à la variété péritonéo-funiculaire. La disposition anatomique en a été constatée par Charles Duval (2), qui en cite deux cas : celui de Nannoni (Treatise of the hydrocèle, London), et celui de Cribier. Nous en trouvons une observation de Chassaignac dans la *Revue Médicale de Chirurgie*, 1853. Monod et Terrillon en citent un exemple. Enfin Gross, dans la *Semaine Médicale* du 9 décembre 1891, en rapporte un cas qui paraît défier toute critique. A la même époque, le 6 décembre 1891, Brault faisait paraître dans le *Lyon Médical,* une observation d'hydrocèle péritonéo-vaginale funiculaire. La voici résumée.

Observation XXIII
Résumée. — Brault

B..., 23 ans, infirmier. Antécédents personnels et héréditaires, nuls,

Son affection remonte à 8 mois : à la suite de grands efforts dans des corvées pénibles, il voit apparaître peu à

---

(1) J. Cloquet. — Recherches sur les hernies de l'abdomen. Paris 1817.

(2) Ch. Duval. — Des hydrocèles congénitales — Thèse Paris 1856.

peu à la racine des bourses une petite tuméfaction ; cette tumeur rentrait spontanément pendant la nuit pour ressortir le matin et augmenter par l'exercice et la fatigue du jour.

A un premier examen, on pose le diagnostic de hernie inguinale droite, et le malade reçoit un bandage ; pendant deux mois, il porte cet appareil, qui ne contient nullement la tumeur ; celle-ci dès le premier jour, passait et demeurait incoercible dans la station verticale. Obligé de se livrer à un travail très pénible, notre homme vient nous consulter, pour la première fois, le 20 octobre.

Examen couché. — La tumeur a disparu : aucune impulsion au niveau du canal inguinal ; l'anneau ne semble nullement élargi ; il ne reste plus qu'un sac mince ; on ne trouve aucune trace de la corde épiploïde de Velpeau, à la palpation abdominale.

Examen debout. — La tuméfaction a reparu ; elle occupe la racine des bourses, siège le long du cordon et s'isole facilement de l'abdomen et du testicule qui se trouve au-dessous. Il n'y a pas de boudin se prolongeant du côté du canal inguinal, et lorsqu'on fait tousser le sujet, on ne sent aucune impulsion.

Nous sommes en présence d'une tuméfaction arrondie, grosse comme une pomme d'api, molle, nettement fluctuante et mate à la percussion. La pression ne détermine ni sensation douloureuse, ni phénomènes réflexes, et, signe important à noter, elle est momentanément irréductible par le taxis. Transparente parfaite. Cordon normal, non empâté, non variqueux. Testicule sain et à sa place.

Admis dans le service, le malade est examiné de nouveau à la visite du lendemain. Cette fois, la tumeur est

réductible, même dans la station verticale. La réduction
se fait progressivement ; le contenu fuit peu à peu sans
gargouillement. Une fois vidée, la tumeur se reproduit
lentement.

Le malade guérit par la ponction suivie de l'injection
iodée.

Dans cette observation, l'orifice de communication était
très étroit et aurait pu faire croire à une hydrocèle enkystée du cordon ; l'hydrocèle péritonéo-funiculaire peut,
par moments et dans certaines positions, être irréductible
à la pression ; de là, la nécessité, pour éviter une erreur
de diagnostic, d'examiner les malades couchés et debout,
et à différentes reprises.

Dans une seconde variété, l'oblitération se produit en
haut, près du canal inguinal, et le canal péritonéo-vaginal reste perméable au-dessous. Sur certains sujets, la
lumière du conduit est large, la perméabilité complète ;
sur d'autres, le canal se réduit à un cul-de-sac plus ou
moins long, atrophié, de calibre étroit, rectiligne ou con-
tourné en pas de vis, et qui d'ordinaire va en s'effilant vers
son extrémité longue.

C'est l'hydrocèle vagino-funiculaire, qui peut se présenter sous des formes très différentes, bien étudiées dans
Ledentu et Delbet.

Pierre Sébileau décrit une forme vagino-funiculaire
cylindrique ; elle ressemble à une hydrocèle vaginale s'in-
sinuant plus ou moins haut dans le cordon ; la portion
vaginale, arrondie, globuleuse de la tumeur se continue
avec une sorte de cylindre, de boyau funiculaire, qui

forme comme le pédicule de la poire qu'elle représente.

Dans une seconde forme que Sébileau appelle vagino-funiculaire effilée, l'hydrocèle s'insinue également dans le cordon, mais s'y effile peu à peu ; cet auteur dit en avoir observé un fort bel exemple sur le cadavre : ayant évacué le liquide contenu dans la poche, il injecta dans celle-ci une matière solidifiable ; le moule qu'il obtint ainsi, à mesure qu'il s'amincissait, se contournait en spires, comme le col de la vésicule biliaire.

En voici une observation très intéressante, que M. Brault a publiée, et qui est reproduite dans la thèse de Bourgninaud (1).

Observation XXIV

Brault. — In thèse Bourgninaud.

B..., 21 ans, menuisier. Entre à l'hôpital le 15 novembre 1896. Constitution robuste. Bonne santé habituelle. Tumeur de la bourse gauche, de la grosseur d'un œuf de dinde. Pas de traumatisme. L'affection remonte à l'enfance ; le malade ne peut en préciser l'origine ; progression très lente, un peu de gêne, pas de douleur.

La tumeur inguino-scrotale, en forme de bouteille, est mate dans toute sa hauteur, fluctuante, transparente, irréductible ; on ne sent pas le testicule ; épididyme en bas et en arrière.

Poche faiblement tendue ; quand le malade est debout,

---

(1) Bourgninaud. — Contribution à l'étude du traitement chirurgical de l'hydrocèle. — Thèse Paris, 1896.

le prolongement funiculaire est moins marqué ; en pressant de haut en bas le boudin inguino-scrotal, on sent le liquide filer sous les doigts, et on peut le faire refluer à peu près complètement dans la vaginale.

Lorsque la partie supérieure de la tumeur est ainsi vidée, en imprimant de haut en bas et d'avant en arrière un mouvement de bascule à la tumeur, on arrive facilement à l'isoler de l'abdomen.

L'anneau inguinal superficiel permet difficilement l'introduction de la pulpe de l'index ; on n'y constate aucune impulsion dans la toux et les efforts ; à la palpation abdominale, pas de trace de corde épiploïque.

Opération le 17 novembre ; anesthésie à la cocaïne. Incision inguino-scrotale, couche par couche ; ouverture de la vaginale ; écoulement d'un peu plus d'une centaine de grammes d'un liquide citrin caractéristique ; épididyme et testicule normaux ; séreuse assez pâle.

A la partie supérieure de la poche vaginale, au-dessus de la tête de l'épididyme, je remarque un orifice que je ne puis mieux comparer qu'à un anus d'enfant, avec prolapsus muqueux ; il existe là, en effet, un bourrelet rougeâtre, avec une série de plis transversaux ; le doigt introduit par cet orifice va presque dans le canal inguinal, mais ne peut cheminer plus loin. Sur notre invitation, le malade tousse à plusieurs reprises, et on ne sent aucune impulsion, comme à l'examen superficiel.

Le couloir où nous venons de nous introduire est diversement calibré ; à l'entrée, il y a une dilatation assez marquée, puis un rétrécissement, et enfin une dernière dilatation qui se termine en cul-de-sac dans le trajet intra-pariétal.

Séparation de la vaginale et de la tunique fibro-musculaire ; incision du trajet supérieur et dissection délicate, comme dans une cure radicale, du feuillet séreux qui le tapisse ; résection de la vaginale et de la séreuse vagino-péritonéale. Le testicule est habillé avec la tunique éry-thro-fibreuse. Sutures profondes, sutures superficielles ; pas de drainage. Suites très simples ; guérison en 8 jours.

Reclus a observé un fait semblable qu'il rapporte dans son *Traité de chirurgie* : « Il s'agissait d'une hydrocèle » très allongée, remontant jusqu'à l'orifice inguinal et qui » semblait constituée par deux parties : l'une inférieure » renflée, l'autre supérieure rétrécie, de manière à figurer » l'une et l'autre le ventre et le goulot d'une bouteille. » Lorsque par une pression longtemps continuée on fai-» sait passer le liquide de l'une dans l'autre, on sentait » au point de jonction un bruissement particulier, sem-» blable à celui que donnent les kystes à grains rizifor-» mes. L'opération nous a montré cependant que la séro-» sité ne contenait ni corps étrangers, ni flocons ».

On conserve au musée de Würztbourg une pièce où, vers le sommet de la vaginale distendue, se voit un orifice étroit qui s'ouvre dans une cavité allongée, sorte de canal développé autour du cordon ; un autre diverticule de moindre importance se détache de la séreuse, au niveau du cul-de-sac sous-épididymaire et remonte en arrière der-rière le premier prolongement.

Dans une troisième variété, le canal vagino-péritonéal, oblitéré en haut et en bas, reste perméable au milieu de son parcours. Le travail adhésif s'opère d'une façon irrégulière, par places, et le conduit prend la forme d'un véritable chapelet avec ses dilatations et ses rétrécissements.

C'est l'hydrocèle enkystée du cordon avec poche unique ou multiple ; elle peut se développer sur n'importe quel segment du canal vagino-péritonéal ; en bas : variété scrotale ; au milieu : variété funiculaire ; en haut : variété inguino-pariétale.

Un kyste peut occuper en même temps la région scrotale et funiculaire ou à la fois la région funiculaire et la région inguino-pariétale ; mais cela est rare.

Sur certains sujets, plusieurs petits kystes se superposent en véritables grains de chapelet, comme Cruveilhier l'a observé (1). Tillaux en a vu une dizaine échelonnés et continus.

Delanglade (2) a montré que ces kystes peuvent se superposer d'avant en arrière, phénomène curieux dû au processus d'oblitération longitudinale du canal vagino-péritonéal.

Ces kystes multiples peuvent ou non communiquer les uns avec les autres ; quelquefois ils sont séparés par des orifices extrêmement étroits.

Ordinairement, le volume de l'hydrocèle enkystée du cordon est celui d'un œuf de pigeon, de poule ; mais il peut devenir énorme, à en juger par certaines observations : le malade de Ledran avait un kyste contenant trois quarts de litre ; celui de Fleury ne portait dans sa tumeur

---

(1) H. Cachan. — Kystes du cordon et du canl de Nück. Thèse Paris, 1893.

(2) Delanglade. — *Bulletin de la Société anatomique de Paris*, juillet 1894.

que 500 grammes de liquide ; Bluth a observé un kyste gros comme une tête d'enfant ; Leuc de même, et Bazan a retiré 1 litre 1/4 de sérosité d'une poche ponctionnée par lui.

La paroi est d'ordinaire mince, régulière et si ténue que la dissection en est souvent impossible : la surface interne est lisse, brillante ; mais on peut observer, comme dans l'hydrocèle commune, les lésions de la vaginalite chronique : Scarpa a trouvé la surface interne « frangée, comme veloutée » ; Terrillon et Routier (1), Legueu (2) ont rencontré des néomembranes stratifiées, des épaississements très marqués, des couches de fibrine.

Schwartz et Roché de Toucy (3) ont opéré un malade atteint d'un kyste uniloculaire dont les parois étaient complètement calcifiées et si adhérentes au cordon, qu'il fut impossible de conserver les vaisseaux et d'éviter la gangrène du testicule ; ce kyste était divisé en quatre logettes par des cloisons incomplètes qui étaient, elles aussi, calcifiées.

---

(1) Routier. — Hématocèle dans un kyste du cordon avec prolongement abdominal. (*Progrès médical*, 1884.)

(2) Legueu. — Vaginalites funiculaires hémorragiques. (*Archives générales de médecine*, février 1890.)

(3) Roché de Toucy.— Kystes du cordon à parois calcifiées. (*Bulletin de la Société anatomique*, 1889.)

CHAPITRE III

ANOMALIES DU CONTENU

Du liquide, nous aurons peu de chose à dire ; sa composition chimique spéciale est encore imparfaitement connue, et d'ailleurs elle serait sans doute impuissante à nous expliquer l'origine, vaginale ou péritonéale, de ce liquide.

Une donnée autrement importante serait fournie par l'examen bactériologique du liquide et les résultats de son inoculation à des animaux en expérience... Et dans le cas où se confirmeraient les intéressantes recherches de Tuffier, on aurait, dans la pratique des inoculations, le moyen d'affirmer quand elle existe et de nier quand elle n'existe pas, l'origine tuberculeuse de l'hydrocèle congénitale.

Dans les cas simples, le liquide est fluide, limpide, jaune clair ; qu'un vaisseau de la paroi se rompe, il deviendra rose, rouge, quelquefois noir (hématocèle).

L'inflammation aiguë le trouble toujours et l'épaissit ; des nuages floconneux plus ou moins opaques de fibrine coagulée nagent dans son intérieur et altèrent sa limpidité ; il devient jaunâtre, vert sale.

Que l'infection soit plus intense, la sérosité se transformera en pus, blanc, épais, crémeux.

Le testicule peut occuper différentes positions. Le plus souvent, il se trouve à sa place normale, au fond du scrotum ; sa migration a été complète.

Quelquefois il reste en cryptorchidie abdominale, et ne s'oppose nullement à la réductibilité de l'hydrocèle.

Parfois enfin, et ce fait a été observé par Cloquet, il se place en ectopie inguinale plus ou moins élevée, et joue l'office d'une soupape empêchant la sérosité de passer de la vaginale dans le péritoine.

L'hydrocèle congénitale peut se compliquer de la présence d'une hernie inguinale congénitale : l'orifice de sortie existe, et le sac est tout prêt à recevoir l'intestin. La coexistence de ces deux affections est cependant plus rare qu'on ne serait tenté, *a priori,* de le supposer ; mais elle n'est pas exceptionnelle.

Est-ce l'hydrocèle qui, en empêchant l'occlusion du canal vagino-péritonéal et en maintenant celui-ci béant, fait comme un appel à l'intestin ?

Ou bien la hernie, première en date, vient-elle par sa présence irriter l'endothélium de la vaginale et provoquer la sécrétion de sérosité ?

Quoi qu'il en soit, c'est là une complication à laquelle le chirurgien doit toujours penser, parce qu'elle est particulièrement redoutable.

Au même titre que l'intestin, on pourrait trouver dans le contenu de la vaginale de l'épiploon, et même différents viscères, notamment l'appendice iléo-cœcal, l'ovaire. Nous n'en voyons pas de relations dans la science.

CHAPITRE IV

ANOMALIES DUES A LA MARCHE DE L'AFFECTION

Habituellement, l'hydrocèle congénitale demeure stationnaire ou augmente lentement de volume, jusqu'au moment où une active intervention vient la faire disparaître. Rarement elle atteint le volume que présentent certaines hydrocèles communes ; exceptionnellement, la sérosité dépasse 750 grammes (Ledrau) et même 1.250 grammes (Bazan).

Dans quelques cas, le liquide a disparu de lui-même, parfois sans cause appréciable : après une nuit de repos dans le décubitus dorsal (Chassaignac), après une course à cheval, ainsi que l'a observé Dubroca, ou à la suite d'explorations souvent répétées.

Dans ces diverses circonstances, la guérison s'expliquerait, soit par la résorption du liquide refoulé dans l'abdomen, soit par ce fait que le liquide ne s'est pas trouvé en quantité suffisante pour distendre de nouveau la poche scrotale.

L'inflammation de la vaginale a été observée ; cette complication est ici particulièrement redoutable, en raison des rapports de continuité qui relient les deux cavités vaginale et péritonéale.

Jules Cloquet (1) rapporte un fait où cette complication est survenue chez un homme adulte ; celui-ci succomba à une péritonite consécutive à une orchite aiguë entée sur une hydrocèle congénitale.

Observation XXV

(Résumée de Cloquet)

Je trouvai dans l'abdomen environ 6 pintes de sérosités jaunâtres mêlées à quelques flocons albumineux ; cet homme portait du côté droit une hernie congénitale épiploïque ; le sac, long de 5 pouces, était dilaté à la partie inférieure, fort épais et dans un état manifeste d'inflammation chronique. Sa surface était couverte de lambeaux membraneux flottants et sa cavité remplie de sérosité, semblable à celle de l'abdomen. L'épiploon sain adhérait au testicule ; celui-ci, dur, squirrheux, avait au moins trois fois son volume naturel. Le testicule incisé, présenta dans son intérieur un mélange de tissus squirheux et de matière encéphaloïde grisâtre, avec de petites cavités remplies d'un fluide jaune brun. Tous les viscères de l'abdomen et de la poitrine étaient sains.

Dans ce cas, l'hydropisie ascite n'avait-elle pas sa source dans le sac herniaire ? La sérosité sécrétée en abondance dans sa cavité n'était-elle pas restée dans celle de l'abdomen ? Tout porte à le penser.

---

(1) J. Cloquet. — Recherches sur les causes et l'anatomie des hernies abdominales. Thèse agrégation, Paris 1819.

La suppuration a été signalée ; le docteur Berry (1) en a publié un cas, dans la *Lancet,* en 1883, survenu chez un enfant de quelques jours et rapidement terminé par la mort ; mais la mère elle-même avait succombé à des accidents puerpéraux, et l'on peut se demander si dans ce cas, comme dans ceux de Lorain (2), l'épanchement vaginal n'était pas la conséquence et la manifestation d'une péritonite préexistante et méconnue.

Letulle (3) a publié une intéressante observation de vaginalite suppurée coexistant avec une péritonite aiguë généralisée ; les deux lésions furent constatées à l'autopsie ; mais l'auteur semble incliner à voir, dans les épanchements purulents de la vaginale, non pas la conséquence d'une péritonite aiguë, dont le liquide purulent tomberait, grâce à la perméabilité du canal vagino-péritonéal, jusqu'au fond de la vaginale toute disposée à le recevoir par le fait même de sa déclivité, mais la cause elle-même de la péritonite ; en d'autres termes, il n'est pas éloigné d'admettre l'origine vaginale du liquide.

Observation XXVI

(Résumée de Letulle)

Edouard S..., né le 23 décembre 1874. — Entre le 25 janvier 1875 dans le service de M. Parrot, à l'hôpital

---

(1) Berry. — *Case of double congenital hydrocele ; suppuration ; death* (Lancet), 1883.

(2) Lorain. — De la fièvre puerpérale chez la femme ; le fœtus et le nouveau-né. Thèse Paris, 1855.

(3) Letulle. — Bulletin de la Société anatomique, 1875.

des Enfants-Assistés. La nourrice qui lui donne le sein signale une absence complète de garde-robes depuis trois jours ; l'enfant vomit le lait à peine digéré.

Rien dans le thorax ; l'abdomen paraît un peu volumineux et tendu. Le scrotum a un volume considérable, peau rouge, peu tendue. L'examen de la région révèle l'existence d'une tumeur piriforme assez dure ; pas de fluctuation.

Le 26 janvier, la diarrhée s'établit ; les vomissements persistent ; abaissement progressif de la température jusqu'à 31°.

Autopsie. — On trouve dans la cavité abdominale une péritonite généralisée caractérisée par une quantité peu abondante de liquide louche, et surtout par la présence de fausses membranes épaisses, peu adhérentes, nombreuses, notamment sur le gros intestin et la rate.

Du côté du scrotum, à droite, la peau et les couches sous-cutanées sont le siège d'un œdème assez notable ; l'incision de ces tissus laisse suinter une sérosité louche assez abondante. La vaginale du même côté est manifestement distendue, vascularisée, ainsi que les couches environnantes.

En pénétrant dans sa cavité notablement agrandie, l'incision donne issue à une quantité notable d'un liquide séreux d'abord, puis louche, séro-purulent et, enfin, à des pseudo-membranes jaunâtres, épaisses. Le feuillet pariétal de la vaginale, très épaissi, est doublé à sa face interne par une couche pseudo-membraneuse assez adhérente et d'épaisseur variable en certains points. Le testicule lui-même est coiffé par un exsudat épais ; mais son tissu est sain.

Dans le trajet inguinal, on trouve le canal vagino-péritonéal, encore perméable pour une sonde cannelée, tapissé par une couche de fausses membranes adhérentes entre elles et oblitérant incomplètement son calibre.

———

CONCLUSIONS GÉNÉRALES

PREMIÈRE PARTIE. — *Hydrocèle vaginale commune*

Anomalies du contenant. — La poche vaginale de l'hydrocèle est le plus souvent unique ; elle peut se doubler d'une seconde cavité, qui en présente tous les caractères et constitue alors l'*hydrocèle diverticulaire de Béraud.*

La tumeur aqueuse est quelquefois formée par deux poches bien distinctes communiquant par une ouverture plus ou moins libre : une poche inférieure, scrotale, en rapport avec les bourses ; une poche supérieure inguinale, siégeant au pli de l'aine, derrière la paroi abdominale, c'est l'*hydrocèle en bissac de Dupuytren.*

La vaginale est souvent épaissie par des fausses membranes qui peuvent à un moment donné déterminer une symphyse complète du testicule et de la vaginale. Cette anomalie, rarement observée, est réalisée dans l'*hydrocèle à double fond de Brault.*

Enfin, l'*hydrocèle* peut se doubler extérieurement d'une *hématocèle* qui en masque la transparence ; seules, l'incision ou la ponction permettent de constater l'existence du liquide séreux, indépendamment du liquide sanguin extravaginal.

Anomalies du contenu. — Le liquide de l'hydrocèle, ordinairement transparent, jaune citrin ou jaune paille, prend quelquefois une coloration brune, un aspect micacé dû à la présence de paillettes de cholestérine.

Normalement, très fluide, il est, dans des cas exceptionnels, d'une consistance gélatineuse.

Par ses caractères physiques, il peut se rapprocher du lait, de la lymphe, hydrocèle laiteuse. Ordinairement, elle dépend d'une stase avec ou sans varicosités des vaisseaux lymphatiques, stase due à l'oblitération complète ou incomplète des vaisseaux et des ganglions ; l'agent d'oblitération est le plus souvent fourni par la filaire. D'autres fois un traumatisme produit une rupture des lymphatiques par laquelle la lymphe s'écoule dans la vaginale. Enfin, on peut incriminer la transformation graisseuse de l'endothélium vaginal.

Le contenu de l'hydrocèle prend parfois une coloration plus ou moins foncée ; on y a trouvé des spermatozoïdes vivants.

Il renferme assez souvent des kystes, des corps cartilagineux, des fausses membranes, adhérentes à la vaginale pariétale, et quelquefois assez considérables pour simuler une tumeur.

Enfin le liquide, atteint, parfois, des dimensions colossales ; les grosses hydrocèles se voient surtout aux colonies.

Anomalies de la marche. — La marche habituelle de l'hydrocèle est lente et insensible.

Le développement rapide, la rupture, l'inflammation aiguë et subaiguë, la suppuration, sont les principales anomalies de la marche de l'affection.

DEUXIÈME PARTIE. — *Hydrocèle congénitale.*

Anomalies du contenant. — L'hydrocèle péritonéo-vaginale pure est caractérisée par le défaut d'occlusion des parois du conduit péritonéo-vaginal ; celui-ci se retrouve chez l'adulte avec les mêmes caractères que chez l'enfant qui vient de naître.

Le plus souvent, il se produit un travail de fusion, et suivant le niveau auquel il se forme, apparaissent les diverses variétés de l'hydrocèle congénitale :

La *variété péritonéo-funiculaire* s'observe assez rarement ; l'oblitération du conduit se produit en bas, près du testicule ; le canal se communique avec le péritoine.

La *variété vagino-funiculaire* est plus fréquente : la communication persiste ici entre la vaginale et le canal péritonéo-vaginal ; l'oblitération se produit en haut, près du canal inguinal.

La *variété enkystée* est bien connue ; le canal vagino-péritonéal, oblitéré en haut et en bas, reste perméable dans tout son parcours, et présente des dilatations et des rétrécissements alternatifs (grains de chapelet).

Anomalies du contenu. — Le liquide de l'hydrocèle congénitale, ordinairement fluide, limpide, jaune clair, devient quelquefois rose, rouge, et même noir (hémorragie pariétale).

L'inflammation aiguë trouble la sérosité, qui devient jaunâtre, vert sale. L'infection la transforme en pus.

Le testicule, normalement placé au fond des bourses, peut rester en cryptorchidie abdominale ou se placer en ectopie inguinale.

On peut rencontrer, dans l'intérieur de la vaginale, soit de l'intestin hernié, de l'épiploon, soit même différents viscères, l'appendice, l'ovaire.

Anomalies de la marche. — La marche est habituellement lente et insensible ; on a observé des cas de guérison spontanée, le liquide ayant disparu sans cause appréciable.

L'inflammation et la suppuration de la vaginale ont été également observées.

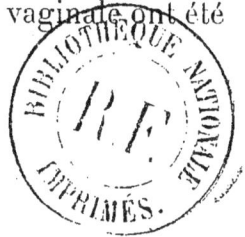

INDEX BIBLIOGRAPHIQUE

BAZY. — Hydrocèle en bissac. — Archives génér. de méd. 1887.

BRAULT. — Hydrocèle péritonéo-vaginale funiculaire. — *Lyon-Médical,* 6 décemb. 1891.

— Quelques remarques sur la chirurgie des bourses. — Formes rares de l'hydrocèle vaginale. — *Lyon-Médical,* 6 décemb. 1896.

— Contribution à la chirurgie des bourses, du cordon et du pénis. — Archives provinciales de Chirurgie, mai-juin 1899.

BOURGNINAUD. — Contribution à l'étude du traitement chirurgical de l'hydrocèle. — Thèse Paris, 1896.

BURDET. — Des ruptures de la vaginale dans les hydrocèles. — Thèse Lyon, 1896.

BUYCK. — Quelques remarques sur l'hydrocèle en bissac. — Thèse Paris, 1897.

CLOQUET. — Recherches sur les hernies de l'abdomen. — Thèse Paris, 1817.

— Recherches sur les causes et l'anatomie des hernies abdominales. — Thèse agrég. 1819.

GOUFFIER. — Thèse Paris, 1898.

KOLLER. — Sécrétion lactée à la surface des organes génitaux de l'homme. — Thèse Zurich, 1833.

LEDENTU et DELBET. — Traité de chirurgie, 1900.

LETULLE. — *Bulletin de la Société anatomique,* 1875.

— Note sur un cas d'épanchement chyliforme du péritoine chez un enfant de 8 ans. — *Revue de Médecine,* 1884.

MACERVEN. — Des hydrocèles biloculaires intra-pelviennes et scrotales. — Practitionner, 1896.

Monod et Terrillon. — Traité des maladies du testicule et de ses annexes, 1889.

Ramonède. — Le canal péritonéo-vaginal et la hernie péritonéo-vaginale étranglée chez l'adulte. — Thèse Paris, 1883.

Reclus. — Traité de chirurgie.

Saint-Martin. — De la rupture de la vaginale dans l'hydrocèle. — Thèse Paris, 1883.

Strauss. — Sur un cas d'ascite chyleuse. — Archives de Phys. norm. et de Pathol. Paris, 1886, t. VII.

Tédenat. — Hydrocèle laiteuse. — Leçons de clinique. — Montpellier, 1900.

Veil. — Pathogénie des ascites chyliformes. — Thèse Paris, 1882.

Villeneuve. — Hydrocèle en bissac. — *Mercredi-Médical*, 1891.

Vollbrecht. — Hydrocèle biloculaire abdominale. — *Arch. für clinic. chirurg.*, 1893.

Vu et permis d'imprimer :

Montpellier, le 25 Juin 1901.

Le Recteur,

BENOIST.

Vu et approuvé :

Montpellier, le 20 Juin 1901.

Le Doyen,

MAIRET.

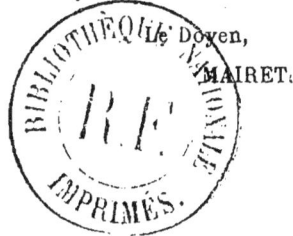

SERMENT

En présence des Maîtres de cette École, de mes chers condisciples, et devant l'effigie d'Hippocrate, je promets et je jure, au nom de l'Être suprême, d'être fidèle aux lois de l'honneur et de la probité dans l'exercice de la Médecine. Je donnerai mes soins gratuits à l'indigent, et n'exigerai jamais un salaire au-dessus de mon travail. Admis dans l'intérieur des maisons, mes yeux ne verront pas ce qui s'y passe ; ma langue taira les secrets qui me seront confiés, et mon état ne servira pas à corrompre les mœurs ni à favoriser le crime. Respectueux et reconnaissant envers mes Maîtres, je rendrai à leurs enfants l'instruction que j'ai reçue de leurs pères.

Que les hommes m'accordent leur estime si je suis fidèle à mes promesses ! Que je sois couvert d'opprobre et méprisé de mes confrères si j'y manque !

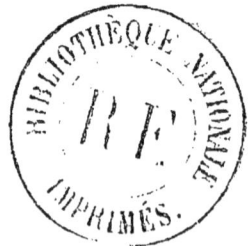